《脊柱伤病1000个为什么》丛书 | 总主编　韦以宗

第十一分册

下腰痛

30 个为什么

主编　任　鸿　戴国文

U0273276

中国中医药出版社
·北京·

图书在版编目（CIP）数据

下腰痛 30 个为什么 / 任鸿，戴国文主编 . —北京：
中国中医药出版社，2019.6
（脊柱伤病 1000 个为什么）
ISBN 978 – 7 – 5132 – 5490 – 8

Ⅰ . ①下… Ⅱ . ①任… ②戴… Ⅲ . ①腰腿痛 – 防
治 – 问题解答 Ⅳ . ① R681.5–44

中国版本图书馆 CIP 数据核字（2019）第 040581 号

中国中医药出版社出版

北京经济技术开发区科创十三街 31 号院二区 8 号楼
邮政编码 100176
传真 010-64405750
廊坊市晶艺印务有限公司印刷
各地新华书店经销

开本 880 × 1230 1/32 印张 2.75 字数 45 千字
2019 年 6 月第 1 版 2019 年 6 月第 1 次印刷
书号 ISBN 978 – 7 – 5132 – 5490 – 8

定价 29.80 元
网址 www.cptcm.com

社 长 热 线 010-64405720
购 书 热 线 010-89535836
维 权 打 假 010-64405753

微信服务号 zgzyycbs
微商城网址 https://kdt.im/LIdUGr
官 方 微 博 http://e.weibo.com/cptcm
天猫旗舰店网址 https://zgzyycbs.tmall.com

如有印装质量问题请与本社出版部联系（010-64405510）

《脊柱伤病1000个为什么》丛书
编委会

第十一分册
《下腰痛30个为什么》
编委会

《脊柱伤病 1000 个为什么》是一套科普作品，向大众普及人体脊柱解剖结构、运动功能、运动力学知识及常见脊柱伤病的病因病理和诊断治疗、功能锻炼、预防养生的基本知识，共 15 分册，即《脊柱解剖名词 120 个为什么》《脊柱运动与运动力学 100 个为什么》《脊椎错位是百病之源 70 个为什么》《脊椎骨折 80 个为什么》《颈椎病 86 个为什么》《椎间盘突出 84 个为什么》《胸背痛 30 个为什么》《青少年脊柱侧弯 64 个为什么》《腰椎管狭窄症 54 个为什么》《腰椎滑脱 48 个为什么》《下腰痛 30 个为什么》《青年妇女腰胯痛 30 个为什么》《脊椎骨质疏松 54 个为什么》《脊柱保健练功 100 个为什么》《脊柱食疗保健 50 个为什么》。

2016 年 10 月 25 日，中共中央国务院发布《健康中国 2030 规划纲要》指出："大力发展中医非药物疗法，使其在常见病、多发病和慢性病防治中发挥独特作用。""到 2030 年，中医药在治未病中的主导作用……得到充分发挥。"①

新版《中华人民共和国职业大典》新增的专业——中医整脊科，正是以"调曲复位为主要技术"的非药物疗法。该学科对人类脊柱运动力学的研究，揭示的脊柱后天自然系统，将在防治脊柱常见病、多发病和慢性病以及治未病中起到独特作用和主导作用。

一、脊柱与健康

当前，颈腰病已严重威胁人类的健康，世界卫生组织已将颈椎病列为十大危害人类健康之首。据有关资料表明，颈腰病年发病率占 30%。在老年人疾病中，颈腰病占 43%，并波及青少年。据调查，有 18.8% 的青少年颈椎生理曲度消失、活动功能障碍。

脊柱可以说是人体生命中枢之一，它包括了人体两大系统，即骨骼系统的中轴支架和脊髓神经系统。除外自身疾病，人体的器官（除大脑之外）几乎都受脊髓神经系统的支配。所以，美国脊骨神经医学会研究证明，人体有 108 种疾病是脊椎错位继发。

① 《中国中医药报》2017 年 8 月 7 日发表的"中医整脊学：人类脊柱研究对健康的独特作用"。

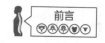
当今，危及人类生命的肿瘤与癌症，一般多认为是免疫功能障碍所致。中医学将人类的免疫功能称为"阳气"，"阳气者，若天与日，失其所，则折寿而不彰"（《素问·生气通天论》）。而位于脊柱的督脉总督阳经，是"阳脉之海"（《十四经发挥》）。可见，脊柱损伤，不仅自身病变，而且骨关节错位，导致脊神经紊乱而诱发诸多疾病。脊椎移位，督脉受阻，阳气不彰（免疫功能下降），可导致危及生命的病症。因此，脊柱的健康也是人体的健康。

二、中医整脊学对人类脊柱的研究

中医对人体生命健康的认知，是"道法自然""天人合一"的，对脊柱的认识是整体的、系统的、动态的。伟大的科学家钱学森说过："系统的理论是现代科学理论里一个非常主要的部分，是现代科学的一个重要组成部分。而中医理论又恰恰与系统论完全融合在一起。"系统论的核心思想是整体观念。钱学森所指的中医系统论，不仅仅局限在人体的系统论，更重要的是天人合一的自然整体观。

系统在空间、时间、功能、结构过程中，没有外界特定干预，这个系统是"自然组织系统"，又称"自组织系统"。人体生命科学的基本概念是"稳定的联系构成系统的结构，保障系统的有序性"。美国生理学家 Cannon 称为生命的稳态系统，即人体是处在不断变化的外环境中，机体为了保证细胞代谢的正常进行，必须要求机体内部有一个相对稳定的内环境。人类脊柱稳态整体观，表现在遗传基因决定的脊柱骨关节系统、脊髓脊神经系统和附着在脊柱的肌肉韧带系统的有序性。

我们将遗传基因决定形成的系统，称为"脊柱先天自然系统"，即"先天之炁"。如果说，脊柱先天自然系统是四足哺乳动物共同特征的话，中医整脊学对人类脊柱的研究，则揭示了人类特有的"脊柱后天自然系统"，即"后天之气"。

中医整脊学研究证明，人类新生儿脊柱与四足哺乳动物脊柱是一个样的，即没有颈椎和腰椎向前的弯曲。当儿童6个多月坐立后，出现腰椎向前的弯曲（以下简称"腰曲"）；当1周岁左右站立行走后，颈椎向前的弯曲（以下简称"颈曲"）形成。颈曲和腰曲形成至发育成熟，使人类的脊柱矢状面具备4个弯曲——颈曲、胸曲、腰曲和骶曲。这四个弯曲决定了附着脊柱的肌肉韧带的序列，椎管的宽度，脊神经的走向，脊柱的运动功能，乃至脏腑的位置，这是解剖生理的基础。特别是腰曲和颈曲，是人类站立行走后功能决定形态的后天脊柱自然系统组成部分。中医整脊学称之为"椎曲论"，即颈腰椎曲是解剖生理的基础、病因病理的表现、诊断的依据、治疗的目标和疗效评定的标准，是中医整脊科的核心理论之一。

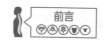

中医整脊学对人类脊柱研究发现另一个后天自然系统，是脊柱四维弯曲体圆运动规律。人类站立在地球上，脊柱无论从冠状面或矢状面都有一中轴线——圆心线。颈椎前有左右各一的斜角肌，后有左右各一的肩胛提肌和斜方肌；腰椎前有左右各一的腰大肌，后有左右各一的竖脊肌。这四维肌肉力量维持脊柱圆运动，维持系统的整体稳态。

由于系统是关联性、有序性和整体性的，对于脊柱整体而言，腰椎是结构力学、运动力学的基础。腰椎一旦侧弯，下段胸椎反向侧弯，上段胸椎又转向侧弯，颈椎也反侧弯；同样，腰曲消失，颈曲也变小，如此维持中轴平衡。

中医整脊学研究人类脊柱发现的脊柱后天自然系统，还表现在脊柱圆筒枢纽的运动力学，以及脊柱轮廓平行四边形平衡理论上。脊柱的运动是肌肉带动头颅、胸廓和骨盆三大圆筒，通过四个枢纽关节带动椎体小圆筒产生运动的。脊柱轮廓矢状面构成一个平行四边形几何图像，从而维持其系统结构的关联性、有序性和整体性。

三、疾病防治的独特作用和主导作用

脊柱疾病的发生，就是脊柱系统整体稳态性紊乱。整体稳态性来源于生命系统的协同性，包括各层次稳态性之间的协同作用。脊柱先天性自然系统的稳态失衡，来源于后天自然系统各层次稳态性协同作用的紊乱。根据系统整体稳态的规律，我们发掘整理中医传统的非药物疗法的正脊骨牵引调曲技术，并通过科学研究，使之规范化，成为中医整脊独特技术。以此非药物疗法为主要技术的中医整脊学，遵循所创立的"理筋、调曲、练功"三大治疗原则，"正脊调曲、针灸推拿、内外用药、功能锻炼"四大疗法，以及"医患合作、筋骨并重、动静结合、内外兼治、上病下治、下病上治、腰痛治腹、腹病治脊"八项措施的非药物疗法为主的中医整脊治疗学。调曲复位就是改善或恢复脊柱的解剖生理关系，达到对位、对线、对轴的目的。

根据脊柱后天自然系统——脊柱运动力学理论指导形成的中医整脊治疗学，成为脊柱常见病、多发病和慢性病共 25 种疾病的常规疗法，编进《中医整脊常见病诊疗指南》。更重要的是，中医整脊非药物疗法为主的治疗技术，遵循系统工程的基本定律，即"系统性能功效不守恒定律"，是指系统发生变化时，物质能量守恒，但性能和功效不守恒，且不守恒是普遍的、无限的。其依据是：由物质不灭定律和能量守恒定律可知，系统内物质、能量和信息在流动的过程中物质是不灭的、能量是守恒的，而反映系统性能和功效的信息，因可受干扰而失真、放大或缩小，以至湮灭，故是不守恒的。

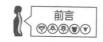
脊柱疾病的发生，是后天自然系统整体稳态（性能和功效）失衡，影响到先天自然系统的物质和能量（骨关节结构、神经、血液循环和运动功能）紊乱，进而发生病变。中医整脊学非药物为主的治疗方法，就是调整后天自然系统的性能和功效，维护先天自然系统的物质和能量（不损伤和破坏脊柱骨关节结构等组织），是真正的"道法自然"的独特疗法，也必将在脊柱病诊疗中起到主导作用。

另一方面，中医整脊在研究人类脊柱圆运动规律中，发现青年人端坐 1 小时后，腰曲消失，颈曲也变小，证明脊柱伤病的主要病因是"久坐"导致颈腰曲紊乱而发生病变，因此提出避免"久坐"，并制订"健脊强身十八式"体操，有效防治脊柱伤病。脊柱健，则身体康。中医整脊学对人类脊柱的研究，在治未病中的主导作用，必将得到充分发挥。

综上所述，《脊柱伤病 1000 个为什么》丛书将有助于广大读者了解自身的脊柱，以及脊柱健康对人体健康的重要性，进而了解脊柱常见疾病发生和防治的规律，将对建设健康中国、为人类的健康事业做出贡献。

世界中医药学会联合会脊柱健康专业委员会

会长　韦以宗

2018年8月1日

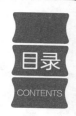

目录

CONTENTS

下腰痛30个为什么

1. 为什么叫下腰痛？

答：下腰痛（Low Back Pain）是骨伤科或整脊科常见的就医原因（图1）。

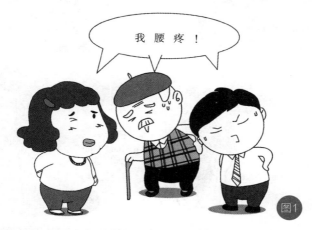

我 腰 疼 ！

图1

从专业术语来看，"下腰痛"是一类以腰痛为主要临床表现的疾病统称，而不是疾病的名称（图2、图4）。

它表现为腰骶部区域（图3）的疼痛或不适感，可伴有或不伴有下肢的麻痛症状。

背景动态：

◆ 成年人下腰痛发病率高，有资料显示，80%的人一生中会犯有程度不等的腰痛，且发病率逐年增高并有年轻化的趋势。

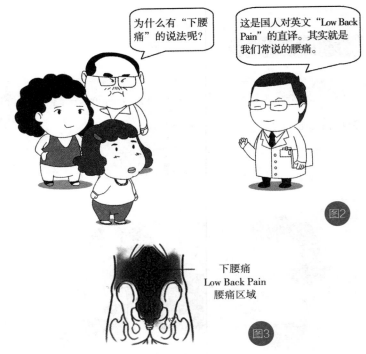

图2

下腰痛
Low Back Pain
腰痛区域

图3

◆ 引起下腰痛的病因众多，发病机理复杂，容易反复发作，临床处理也比较棘手。其涉及常见的腰骶部软组织炎症、椎间盘突出、椎管狭窄、腰椎滑脱、脊柱侧弯、腰骶骨关节病、骶髂关节疾患等疾病，目前还缺乏统一标准。

◆ 临床上将有明确诊断的腰椎疾病如腰椎间盘突出症、腰椎管狭窄症、腰椎滑脱症等疾病进行独立诊断，但不包括骨肿瘤等疾病。

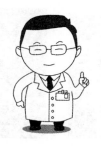

"下腰痛"不是一个诊断！是以腰痛为主要临床表现的一类疾病统称。

图4

（任鸿、王颖、戴国文、刘存斌、赵轶群、任晓霞）

2. 为什么下腰痛是常见病？

答：由于电脑、手机的普及，人们久坐、不良姿势，高强度的工作、学习等（图5），大大压缩了脊柱伸展的空间，加剧了腰背肌及脊柱关节的慢性疲劳性损伤，这是"下腰痛"成为常见病与多发病的主要原因。

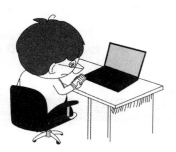

图5 不良生活方式加速脊柱的老化

另外，妇科炎症、风湿病、尿路炎症、脊柱肿瘤、腰椎发育畸形（图6）、心理或精神等原因也常常引起腰痛，这需要专业的临床医生进行相关检查加以鉴别。

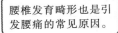
腰椎发育畸形也是引发腰痛的常见原因。

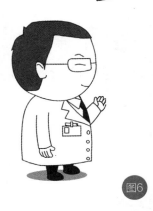

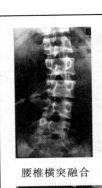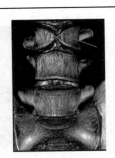

腰椎横突融合　　腰椎椎体发育异常

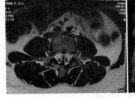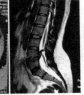

脊柱裂合并脊髓裂

图6

（任鸿、王颖、戴国文、何世超、翁智勇、任晓霞）

3. 为什么下腰容易痛？

答：人不同于四足爬行的脊椎动物，直立行走使脊柱立了起来。日常的劳动、背负重物或运动所产生的力等均会通过腰骶部传导至下肢，所以腰骶部是人脊柱活动受力最大的部位（图7）。

为化解运动对头及内脏的冲击力，脊柱在进化过程中逐步形成类似弹簧的四个生理曲度（图8、图9）：颈曲、胸曲、

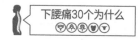

腰曲、骶曲。

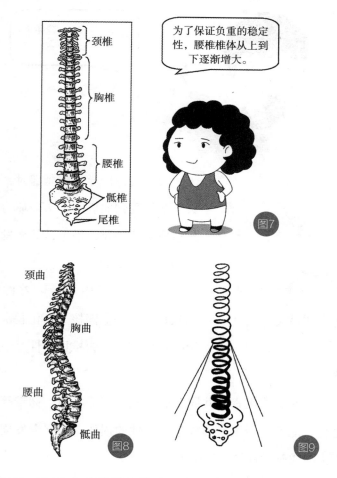

颈椎

胸椎

腰椎

骶椎

尾椎

为了保证负重的稳定性，腰椎椎体从上到下逐渐增大。

图7

颈曲

胸曲

腰曲

骶曲

图8

图9

　　但是，如此完美的脊柱构造，在运动中也存在不足。

　　（1）由于人体骨盆稳固，活动范围相对较小，活动量大的腰椎的负荷传导到腰骶结合部时活动量骤降，致使局部肌

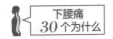

肉、韧带受到的拉力增大，容易受损（图10）。

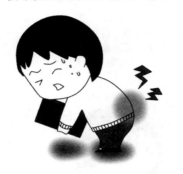

弯腰活动时，腰部受力增加，容易受损。

图10

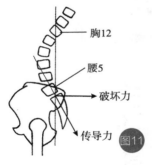

胸12
腰5
破坏力
传导力

（2）当力传导到腰骶部时，腰骶关节常易受到向后的一个破坏力，容易造成关节老化、增生，甚至发生椎弓的断裂（图11）。

（3）人到了中年后随着椎体间的软垫（椎间盘髓核）老化脱水而变窄，椎体下沉，腰椎稳定性呈下降趋势（图12）。

这些影响因素，共同造成腰骶关节部肌肉、韧带等容易老化、退变、增生或形成急、慢性的损伤，最终继发周围组织炎症或刺激神经产生疼痛。

若腰骶部骨骼及韧带存在先天发育缺陷或腰部存在外伤或手术史等，更会使腰部稳定性下降，增加急、慢性损伤的发生概率而出现腰痛。

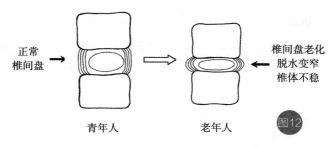

正常
椎间盘

椎间盘老化
脱水变窄
椎体不稳

青年人　　　　　老年人　　　图12

（任鸿、戴国文、刘存斌、王颖、任晓霞、刘博因、任泠睿）

4. 为什么久坐会引起下腰痛？

答：人类腰椎生理曲度的产生，是幼儿从趴→坐→直立行走过程中，在腰部肌肉的牵引作用下逐渐形成的（图13）。久坐会导致腰椎生理曲度变直、椎间压力增加等引发腰痛（图14）。

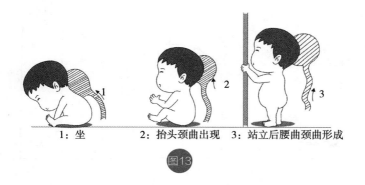

1：坐　　　　2：抬头颈曲出现　　　3：站立后腰曲颈曲形成

图13

对在不同姿势下腰椎椎间盘内压力进行比较发现：不持

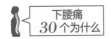
重物的情况下，坐位姿势下腰椎所受的力明显高于卧位及站立位，尤其是坐位下的身体前倾姿势（图15）。

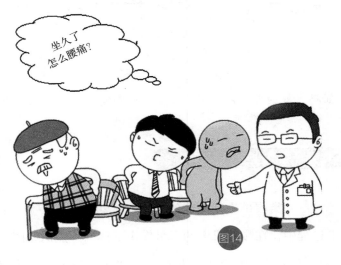

图14

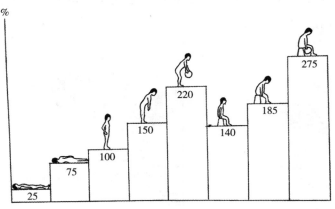

图15　不同姿势下L₃椎间盘压力的变化

学者韦以宗通过实验研究证明，青年人坐 1 小时腰椎高度整体下降 1.2cm。并通过临床观察发现：人体腰曲的形成是直立行走下重力影响的结果，与腰大肌（图 16）的牵拉有直接的关系。

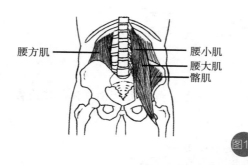

腰方肌　　　　　　　　　　腰小肌
　　　　　　　　　　　　　腰大肌
　　　　　　　　　　　　　髂肌

图16

◆ 当久坐时，腰大肌由于长时间得不到活动与拉伸，而逐渐出现痉挛、短缩或失用性萎缩，导致其肌力下降，腰椎失去肌肉张力的支撑，腰椎椎体下沉，椎间隙变窄，身体中轴线后移，椎曲变直，椎间盘髓核后移压迫神经等产生腰痛（图 17、图 18）。

◆ 同时，与腰大肌对应的脊柱后侧的竖脊肌因长期处于拉伸紧张状态而充血、水肿、粘连及劳损而产生腰痛。

◆ 维持稳定的脊柱小关节周边的肌肉、韧带、关节囊等组织也会因长期紧张而出现痉挛及疲劳性损伤，小关节面也会硬化、增生等也会出现腰痛。

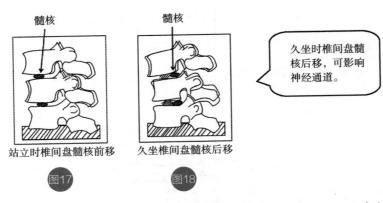

髓核　　　　　髓核

站立时椎间盘髓核前移　　久坐椎间盘髓核后移

图17　　　　图18

久坐时椎间盘髓核后移，可影响神经通道。

（任鸿、王颖、崔永杰、戴国文、柳建强、任晓霞、任泠睿）

5. 为什么肥胖者多有下腰痛？

答：人体上身重量通过腰骶部传导到骨盆及下肢，因此体重越大腰骶部受力越大（图19），椎体间的弹性软垫（椎间盘）被压扁得越严重（椎间盘膨出），下位椎间小关节越会上移，导致小关节囊及周围软组织皱缩、神经通道（椎间孔）变窄而致下腰痛（图20）。

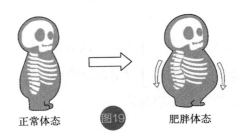

正常体态　　图19　　肥胖体态

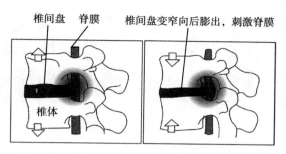

椎间盘　脊膜　　椎间盘变窄向后膨出，刺激脊膜

椎体

图20　体重增加对椎间盘的影响

　　而且肥胖的人脂肪多堆积在腹部，导致腹肌肌力下降，腰曲增大，腰骶部关节压力增加，日久腰骶部肌肉疲劳无力，腰骶部骨关节增生、甚至滑脱引发下腰痛。

　　➤ 如果肚子上一堆肥肉，就相当于在脊柱腰段上挂了个铁球，把人上半身向前向下拉。

　　➤ 为了维持重心的稳定，人体必须抬头挺胸，颈胸椎回到原位，但肚子仍牵引你的骨盆向前向下，腰椎过度前屈，臀部后翘，腰骶部后关节受力增加，下腰背部肌肉短缩过紧，腹部肌肉松弛变长（图21）。

　　➤ 这样就容易导致脊柱前后肌肉拉力不平衡，久了腰骶

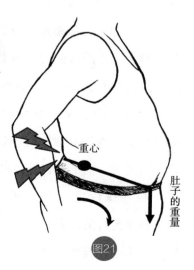

重心

肚子的重量

图21

部肌肉会产生累积性劳损而致肌力下降。

➤ 时间久了，肌肉失去对下段腰椎的支撑，从而引起腰骶关节面的硬化、增生，甚至峡部断裂、腰椎滑脱等造成神经通道狭窄，引发下腰痛。

（刘存斌、任鸿、戴国文、黄楚盛、

王颖、任晓霞、任泠睿）

6. 为什么遇风寒会引起下腰痛？

答：皮肤、皮下组织等是人体最外层的防御系统，除防御外邪侵入人体外，还可以维持人体的冷热平衡，对人体的阳气也有保护和保温作用，也是人体获得阳气的来源。如冬天午后晒后背，就会感觉全身温暖。当人体正气不足，免疫力低下时，风寒湿等外邪会侵袭人体的防御系统，导致其经络闭塞，气血不通，引起腰背疼痛，活动不利（图22）。

◆ 风、寒、湿等外邪可导致腰背部皮肤温度降低，血液循环减少，组织缺血出现炎性水肿，引发无菌炎症等产生腰背肌筋膜炎、韧带炎、神经水肿等，引起下腰痛。

◆ 中医认为："风、寒、湿三气杂至，合而为痹也。其风气胜者为行痹，寒气胜者为痛痹，湿气胜者为着痹也。"痹，即痹阻不通，肢体疼痛、麻木、屈伸不利等症。

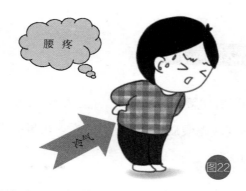

感受的病邪不同，疼痛表现形式也有差异（图 23）：

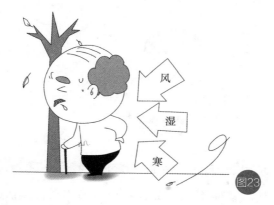

◆ 感受风邪时，疼痛多走窜。

◆ 感受寒邪时，疼痛多较剧，"腰痛如折"。

◆ 感受湿邪时，"腰脊强，关节禁锢"，腰背及关节发沉、发僵，全身如裹等。

（苏明霞、戴国文、任鸿、崔永杰、

翁智勇、王颖、刘博囡）

7. 为什么久腰痛必肾虚?

答:中医有"腰为肾之府""肾主腰脚"之说。当肾气虚时,容易出现腰腿酸痛(图24)。那么"久腰痛必肾虚"一词怎么来的呢?

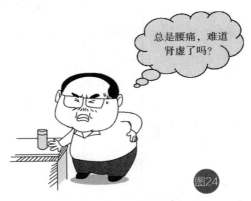

总是腰痛,难道肾虚了吗?

图24

◆《黄帝内经》云:"腰者,肾之府,转摇不能,肾将惫矣。"可见,古代医家对肾与腰部疾病的关系就有着深刻认识——肾气不固,腰椎不稳。

◆ 历代医家也非常重视"腰为肾之府"理论的实践,强调肾虚能引起腰痛,常采用补肾法来治疗虚劳腰痛,如左归丸、右归丸、地黄饮子等。

◆ 明代医家张景岳在《景岳全书》中记载:"腰痛证,凡悠悠戚戚,屡发不已者,肾之虚也。"张氏集古人之经验明确

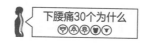

提出"腰痛多肾虚，久腰痛必肾虚"。这就是"久腰痛必肾虚"一词的由来。

究其原因，"痛则不通"，不通即有局部气血经脉、血液循环的障碍，时间久了局部组织器官就会出现缺血缺氧，缺血缺氧久了，其功能就会下降，就是常说的"久痛必瘀，久痛必虚"。

我们应该区别：中医"肾"与西医的肾脏是完全不同的概念，不能混淆！

◆ 西医的肾指的是"肾脏"，是实质的脏器！为泌尿系统的重要器官。主要功能为过滤血液，通过产生尿液来排出体内的代谢垃圾（图 25）。

◆ 中医的肾指的是"肾精"。即肾主藏先天之精和五脏六腑之精以营养骨骼髓脑的功能，其范围要大得多（图 26）。

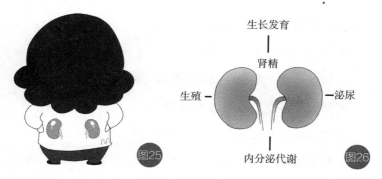

◆ 中医的肾不仅与人体泌尿系统有关，还藏有人体最

重要的"天癸"，即能调节人体生长发育、月经来潮的激素水平，与人体的生长发育、生殖、内分泌密切相连，这些与人体肾上腺的功能密切相关。

所以，人到更年期后，肾精不足，"天癸"将绝，激素水平下降，就会出现月经紊乱、心慌、失眠、汗出、腰膝酸痛、骨质疏松等症状。

（陈斌、任鸿、苏明霞、翁智勇、

戴国文、任晓霞、刘博囡）

8. 为什么腰骶关节部有先天性发育不良更容易产生下腰痛？

答：腰骶部发育异常会使腰骶部受力缺陷，导致腰椎稳定性下降，容易继发腰部损伤或慢性炎症，而引发下腰痛。

腰骶关节部常见发育畸形有：

➤ 脊柱裂（图27）。

➤ 椎弓峡部不连（图28）。

➤ 腰椎骶化（图29）、骶椎腰化（图30）。

➤ 腰骶关节左右不对称（图31）。

➤ 第五腰椎横突肥大假关节形成（图32）。

➤ 棘突游离（图33）。

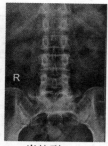

脊柱裂

图27

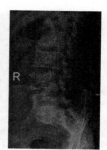

椎弓峡部不连

图28

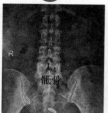

腰椎骶化

（腰5与骶椎融合）

图29

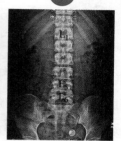

骶椎腰化

（多一个腰椎）

图30

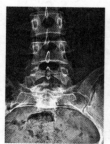

腰骶关节左右不
对称

图31

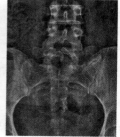

腰5横突肥大，假关
节形成

图32

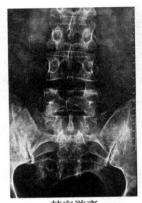

棘突游离

图33

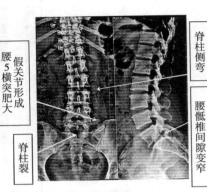

假关节形成

腰5横突肥大

脊柱裂

脊柱侧弯

腰骶椎间隙变窄

腰骶部发育不良加速脊柱退变

图34

腰骶畸形对腰椎的影响（图34）：

◆ 使得腰椎两侧肌肉、韧带力量不平衡，导致其稳定性下降，会继发脊柱侧弯、旋转等。时间久了会加剧腰椎的老化，产生腰骶部的创伤性关节炎、退行性骨关节病、韧带炎等慢性劳损性疾病而引发腰痛。

◆ 肥大的腰5横突与骶髂骨形成假关节，可撞击形成滑囊炎，甚至导致骶髂关节分离，形成顽固性下腰痛。腰椎滑脱、脊膜膨出等压迫神经也会产生顽固的下腰痛。

为更好地理解脊柱畸形的形成，我们来了解一下脊椎骨的成骨过程。

◆ 人体的脊椎发育是一种由软骨逐渐变为成骨的骨化过程。

◆ 一般每个脊椎骨出现有3个初级骨化中心，出生一年后，胸腰椎两侧的椎弓完全愈合，而骶椎骨愈合较晚，在7~10岁愈合，且常愈合不良（图35）。

◆ 次级骨化中心在青春期才出现，一般完全骨化要在17~23岁方可完成（图36）。

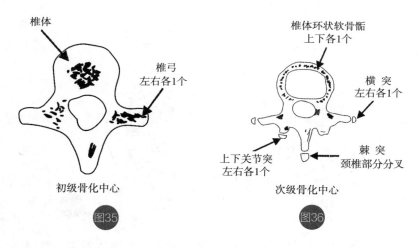

初级骨化中心

图35

次级骨化中心

图36

如果人体在停止发育之后，椎骨在骨化过程中未完全骨化或发育不对称，就造成了椎体的发育不良或畸形。

（任鸿、戴国文、崔永杰、苏明霞、王颖、柳建强、任晓霞）

9. 为什么说最常见的下腰痛是腰骶关节病？

答：腰骶关节是指第五腰椎左右两个下关节突与第一骶椎的两个上关节突相对应而形成的关节，是腰椎关节突关节

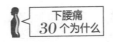
最下方的一个关节，是脊柱运动的枢纽关节之一（图37）。

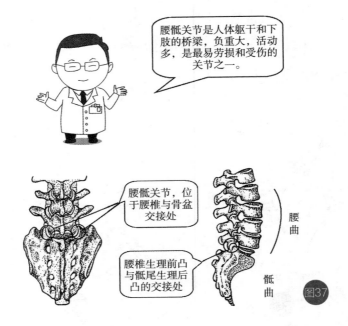

腰骶关节是人体躯干和下肢的桥梁，负重大，活动多，是最易劳损和受伤的关节之一。

腰骶关节，位于腰椎与骨盆交接处

腰椎生理前凸与骶尾生理后凸的交接处

腰曲

骶曲

图37

腰骶关节病是指由于腰5/骶1关节突关节的创伤、劳损或先天性结构异常，而引发的下腰痛。

◆ 腰部急性损伤包括肌肉、韧带扭伤，90% 发生于腰骶关节或骶髂关节部。

◆ 腰骶关节受脊柱载荷影响，容易形成对关节面的破坏力，造成关节面硬化、增生，形成腰骶关节病。

◆ 腰骶发育异常：如腰骶后关节左右不对称，一侧矢状位方向，而对侧为斜向或横向（图31），则一侧关节突关节很快发生创伤性关节炎；或者腰椎骶化（图29）、骶椎腰化（图30）、假关节形成（图32）等。

◆ 这样，在创伤、劳损、腰椎间盘退变、发育异常、腰椎手术等情况下，脊柱力线改变，腰骶关节突关节的承受负荷增加、活动度改变，更易对关节产生损害，导致腰骶关节的关节面增生变形，形成腰骶关节病。

◆ 腰骶关节突关节松动不稳，骶椎的上关节突向上滑移可以压迫神经根，还可能顶压腰5椎弓峡部，造成峡部损害和继发椎弓峡部裂，甚至可以造成腰椎滑脱，引发下腰痛（图38）。

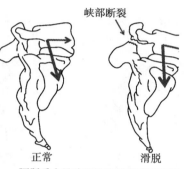

峡部断裂

正常　　　　　　滑脱

腰骶受力导致腰椎峡部断裂及滑脱

所以说，最常见的下腰痛是腰骶关节病。

（苏明霞、任鸿、戴国文、黄楚盛、

赵轶群、任晓霞、任泠睿）

10. 为什么先天性骶椎裂是下腰痛的原因之一？

答：脊柱裂又称椎管闭合不全，是胚胎期软骨骨化中心

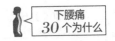

缺乏或者两侧椎弓在后部不相愈合形成，是一种常见的先天畸形（图27）。

一般将脊柱裂分为显性脊柱裂和隐性脊柱裂两种（图39）。前者需要手术，隐性脊柱裂只累及骨结构，无椎管内容物的膨出，无症状者无需特殊治疗。

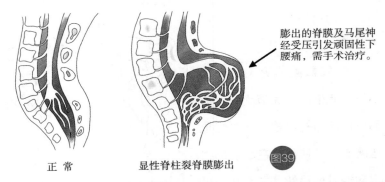

膨出的脊膜及马尾神经受压引发顽固性下腰痛，需手术治疗。

正常　　　　　显性脊柱裂脊膜膨出　　　图39

发生于骶椎的脊柱裂则称为"骶椎裂"。骶椎裂虽有椎板缺损，实际上仍有软骨或纤维组织相连，而无脊膜膨出，一般无临床症状，有时也合并有尿失禁、下肢不全瘫及马蹄内翻足。

这种发育上的异常使肌肉、韧带的附着点变得软弱或不稳定，使该部位负重和活动不平衡，容易导致腰部韧带、肌肉、关节囊和关节面产生劳损，引起下腰痛（图40）。

所以说，先天性骶椎裂是下腰痛的原因之一。

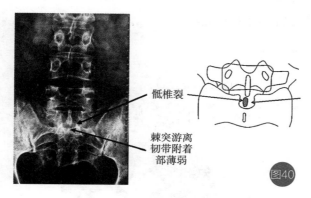

骶椎裂

棘突游离
韧带附着
部薄弱

图40

（苏明霞、任鸿、何世超、戴国文、

赵轶群、柳建强、刘博囡）

11. 为什么男人房劳过度会下腰痛?

答：房劳过度即性生活过于频繁，没有节制，耗伤了肾精。

中医学认为，肝主筋，肾主骨藏精，腰为肾之府，肝肾同源。当肾水不足，肝木生发无源则会出现筋骨松软，腰脊无力而作酸痛（图41）。

和谐适度的夫妻生活可愉悦身心、调节神经、刺激腺体分泌、保持体内的激素水平的平衡。现代医学认为，稳定的激素水平，尤其是肾上腺分泌功能正常，是维持人体生理机能的基本保障。但过度的性生活却可造成肾精不足，骨髓空虚，腰脊失养而导致肾虚型下腰痛，临床一般表现为腰背及

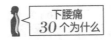

小腿的酸痛无力（图42）。

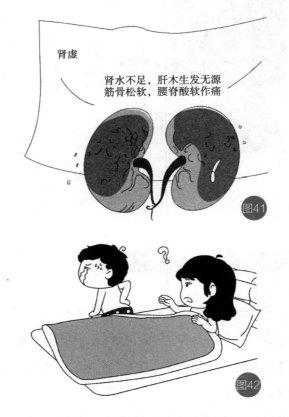

肾虚

肾水不足，肝木生发无源
筋骨松软，腰脊酸软作痛

图41

图42

◆ 房事过程中腰骶关节及腰臀部肌肉的运动，会消耗大量的能量，过劳将造成腰骶肌肉及关节滑膜的充血水肿。

◆ 男子房劳过度，导致睾丸及肾上腺分泌负担加重（图43）。

◆ 房劳过度导致内分泌功能紊乱，激素水平含量减少，出现潮热盗汗、失眠健忘，严重者导致钙质流失、骨质疏松、椎间盘退化等脊椎骨骼病变等，影响脊柱功能而出现腰痛等不适症状。

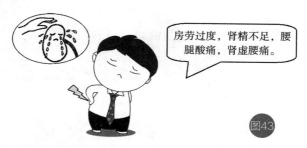

房劳过度，肾精不足，腰腿酸痛，肾虚腰痛。

图43

◆ 房劳后正气亏虚，如果此时再外感风寒等病邪更易出现虚实夹杂的腰痛症状。

（何世超、任鸿、翁智勇、陈斌、
戴国文、王颖、任晓霞）

12. 为什么晨起时更容易扭腰而引发下腰痛？

答：晨起后短时间内肌肉、四肢等运动器官还处于松弛状态，心跳和呼吸都很缓慢，身体代谢水平较低，肢体反应的敏感性和动作的灵活性相对偏弱，容易出现身体肌肉、韧带、关节等的扭伤（图44）。

椎间盘包括上下的椎板（纤维软骨板）、外周的纤维环、里面包裹的髓核（髓核主要成分为黏多糖，一种含水80%的果冻样物质）（图45、图46）。

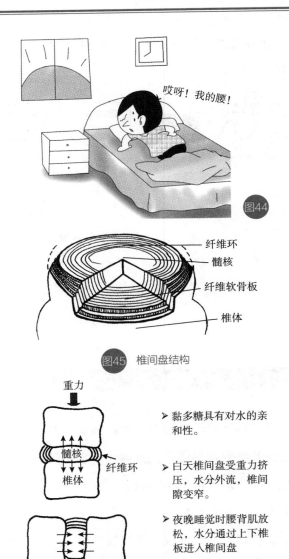

哎呀！我的腰！

图44

纤维环
髓核
纤维软骨板
椎体

图45 椎间盘结构

重力

髓核
纤维环
椎体

箭头为水流动的方向

> 黏多糖具有对水的亲和性。

> 白天椎间盘受重力挤压，水分外流，椎间隙变窄。

> 夜晚睡觉时腰背肌放松，水分通过上下椎板进入椎间盘

图46

◆ 所以，早晨椎间盘髓核内水分最足，压力最大，晨起时活动不慎扭及腰部，容易导致椎间盘纤维环破损，椎间盘内髓核突出压迫神经而产生下腰痛（图47）。

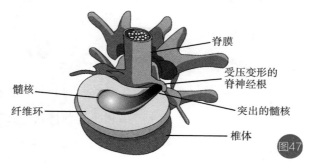

髓核
纤维环

脊膜
受压变形的脊神经根
突出的髓核
椎体

图47

◆ 腰椎关节突关节为滑膜关节，滑膜关节内滑液的分泌，就像幼儿吃奶一样：关节拉开，滑液分泌；关节闭合，滑液分布关节四周，濡润关节。

◆ 当关节退变关节分泌功能下降时，经一夜休息腰椎骨关节活动少，关节内滑液减少，关节活动力下降，晨起活动不慎也极易扭伤腰椎关节引发下腰痛。

◆ 另外，早晨腰背肌相对松弛，脊柱稳定性下降，当合并骨关节增生时，很容易扭伤引发下腰痛。

故大家应"未病先防"，尤其是中老年朋友晨起应多做做起床前的准备工作（图48），伸伸懒腰，做做"五点支撑"等，运动前也应做好腰背及骨关节活动的热身运动，以防突然运动出现或加重腰部及关节的扭伤。

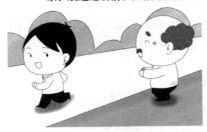

亲！晨起运动前，要做好热身哟！

图48

（陈斌、任鸿、何世超、崔永杰、

戴国文、刘博囡、任泠睿）

13. 为什么下腰痛会反复发作？

答：据临床资料统计，大多数下腰痛是脊柱的力学障碍引起的，临床 X 光片主要表现为：腰椎"椎曲"的紊乱。究其原因：

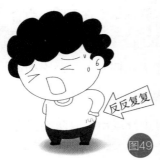

图49

◆ 腰椎关节多伴有不同程度的椎间隙的变窄、椎体旋转、侧弯、生理曲度改变（变直、反弓或加大）等，这样使腰部神经受到了刺激或压迫，并出现组织血运障碍，从而产生腰腿疼痛症状（图49）。

　　◆ 同时机体也会积极防御，如

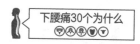

脊柱侧弯来躲避，以免神经受压，从而形成特殊的代偿体位（图50）。

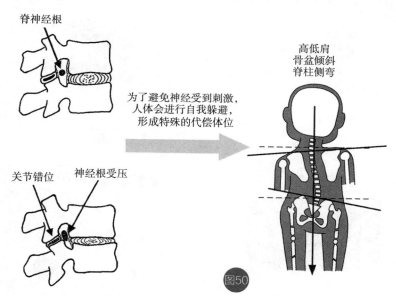

脊神经根

为了避免神经受到刺激，人体会进行自我躲避，形成特殊的代偿体位

高低肩
骨盆倾斜
脊柱侧弯

关节错位　神经根受压

图50

目前治疗基本是对症处理：卧床制动、牵引、理疗、改善局部血运、消炎镇痛等，若对严重的腰椎间盘突出或椎管狭窄、不稳等保守治疗无效，则进行外科手术的干预等（图51）。

经卧床等保守治疗，神经受压及水肿状况改善，临床症状随之减轻或消失，但腰椎生理曲度及其结构位置关系并没有完全恢复。

这种代偿性的姿势或体位，使某一组或多组肌肉处于长期的紧张或牵拉状态，四周的肌肉韧带等软组织力学仍处于代偿状态，也就是发病前的临界状态。

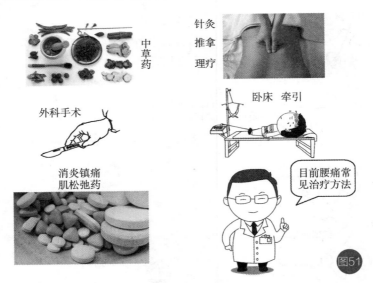

中草药

针灸 推拿 理疗

外科手术

卧床 牵引

消炎镇痛 肌松弛药

目前腰痛常见治疗方法

图51

一旦受到劳累、风寒、扭伤等不利因素影响，代偿平衡就会被打破，临床症状就会再次出现。

手术虽能消除神经卡压的因素，但却破坏了脊柱骨关节的先天结构及稳定性，如果腰椎生理曲度没有恢复，脊柱整体力线失衡、椎间关节失稳，也将会对脊柱稳定产生新的不利影响。

所以，脊柱力线失衡，腰椎"椎曲"不恢复是下腰痛反复发作的主要原因。

（任鸿、戴国文、何世超、翁智勇、

王颖、任晓霞、任泠睿）

14. 为什么慢性下腰痛患者常合并有颈背部不适?

答:脊柱作为人体的中轴骨、上联头部,下达四肢,是人体重要的神经传导通路及运动枢纽,所以又称"脊梁"(图52)。

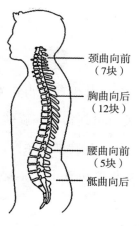

颈曲向前
(7块)

胸曲向后
(12块)

腰曲向前
(5块)

骶曲向后

颈腰椎椎曲关联性及存在意义:

➤ 颈曲是在腰曲形成基础上形成,颈腰曲关系密切。

➤ 腰曲改变后,必会影响颈曲。

➤ 颈腰椎的椎曲决定了神经、血管的走行通道。

➤ 颈腰曲紊乱,神经血管易受卡压,产生疼痛、头晕等临床症状。

图52

学者Lindsay把人体脊柱比喻成四根拉线稳定的塔(图53),上下贯通的韧带(前、后纵韧带)及前后左右四个方向的肌肉,就如同维持其稳定的四根拉线,将颈腰椎上下相连,这是腰痛患者合并颈背部不适的解剖学基础。

脊柱周边肌肉拉力按照"平行四边形"的数学规律来进行力学的分布,这是人体脊柱运动状态下颈腰椎整体运动调

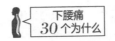

节的力学基础，也是腰椎紊乱影响颈椎的力学基础（图 54）。

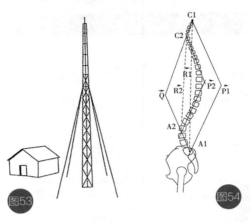

图53　图54

　　这样，脊柱就以腰椎为中心，颈腰椎生理上相互关联，病理状态也会相互影响，当腰椎关节出现错位、旋转等力学紊乱时，也会因力学向上传导而影响到胸椎及颈椎，"上梁不正，下梁歪"腰椎偏斜了，颈椎必也正不了，就是这个道理。

　　表现在临床上，一般是腰曲增大，颈曲也增大，腰曲变直，颈曲也会出现变直与反弓。这就如房子的大梁一样，当一侧房梁出现问题发生转位，另一侧房梁也会出现问题。

　　所以脊柱是一个整体，牵一发而动全身，慢性下腰痛的患者就多伴有颈背部的不适感，治疗上强调整体，不可"头痛医头，脚痛医脚"。

　　（任鸿、戴国文、何世超、翁智勇、柳建强、任晓霞）

15. 为什么下腰痛患者临床常出现长短脚?

答:长短脚是患者全身放松平(俯)卧位,下肢自然伸直放松状态时,双下肢呈现的不等长现象(脚跟不在一条线)(图55)。

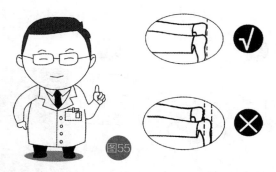

图55

◆ 由于多数下腰痛是由腰椎关节紊乱造成的,而影响腰椎稳定的主要因素是腰椎前后左右的肌肉。

◆ 当脊柱侧弯、腰椎旋转时由于肌肉(腰方肌等)、韧带(髂腰韧带)的牵拉引发骨盆的旋转,进而导致带动下肢变长变短,而出现长短脚(图56~图59)。

◆ 另外,扭伤导致的骶髂关节错缝也可直接导致髂骨移位造成下肢长短不一。

所以,下腰痛患者可能因诸多原因导致骨盆倾斜旋转,从而带动下肢出现变长变短,即临床上表现出所谓的长短脚。

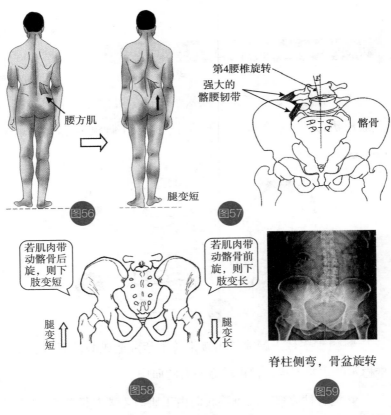

腰方肌

腿变短

第4腰椎旋转

强大的
髂腰韧带

髂骨

图56

图57

若肌肉带
动髂骨后
旋，则下
肢变短

若肌肉带
动髂骨前
旋，则下
肢变长

腿变短

腿变长

脊柱侧弯，骨盆旋转

图58

图59

（任鸿、何世超、戴国文、王颖、赵轶群、

刘博囡、任晓霞、任泠睿）

16. 为什么下腰痛患者有的以晨起时为重，有的活动后加重？

答：一般情况下，休息加重多为老化性的骨关节病或与肌肉韧带等组织内血运减少有关；活动后加重多为活动后继发了组织、神经等炎症，这需要临床加以鉴别。

晨起加重，活动后减轻，原因可能有：

（1）老年脊柱骨关节病（腰椎增生）

中老年人骨质增生，关节老化，关节内润滑液分泌减少，关节活动能力下降，晨起腰部僵痛，活动后减轻（图60），如腰椎骨关节病（又称腰椎增生性骨性关节炎）。

（2）局部缺血性软组织炎症

局部组织缺血性炎症，活动后血运增加，疼痛减轻，如"韧带炎""筋膜炎"等（图61）。

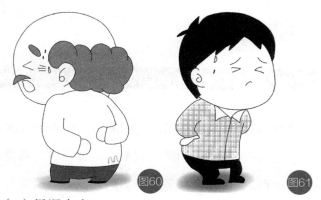

图60　　图61

（3）风湿炎症

"强直性脊柱炎"等风湿炎症，晨起时以僵痛为重，临床上称为"晨僵"，一般在活动1小时之后方可得到缓解（图62）。

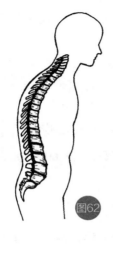

图62

下腰痛活动后加重，原因可能有：

◆ 多因活动时能刺激或压迫神经，造成神经的循环障碍而继发水肿所致，如常见的"腰椎间盘突出""腰椎管狭窄""腰椎滑脱"等。

◆ 腰骶关节部滑膜、韧带等卡压，第5腰椎横突肥大撞击，导致骶髂关节分离，假关节部滑囊炎形成等，活动后也可导致腰痛加重。

（何世超、任鸿、戴国文、崔永杰、

陈斌、刘博闳、任泠睿）

17. 为什么有的下腰痛患者是单纯腰痛，有的却合并腿痛？

答：腰部神经各自有不同走行的通道及分布的范围。当增生、突出或错位的组织刺激到腰部不同神经时，就会产生不同的临床症状。所以，同是腰痛的病人，疼痛范围并不完全一样，这与累及腰部不同神经有关（图63）。

➤ 当刺激脊神经根时，表现为腰部疼痛不适并常合并有下肢的疼痛、麻木等症状（图64）。

➢ 当刺激脊神经前支时，表现为下肢疼痛。

➢ 当刺激后支时，表现为腰背部局部麻痛、感觉减退。

➢ 当刺激窦椎神经时，则表现为腰背部疼痛。

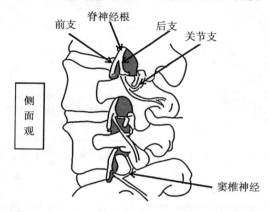

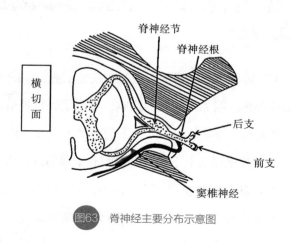

图63 脊神经主要分布示意图

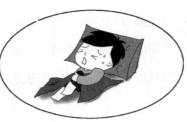

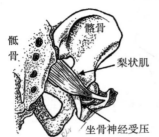

骶骨

髂骨

梨状肌

坐骨神经受压

另外，当腰痛合并有下肢周围神经卡压时，也可出现腰腿均痛的临床症状，如梨状肌卡压综合征等。

图64

（任鸿、戴国文、陈斌、崔永杰、赵轶群、刘博囡、任泠睿）

18. 为什么下腰痛要拍腰椎站立位 X 光片？而且必须拍左右斜位片？

答：由于卧位时脊柱周围肌肉处于松弛状态，拍的 X 光片不能准确反映地心引力对腰椎的影响，要想了解腰椎适应直立行走的力学状态，就必须拍站立位下的腰椎 X 光片（图 65）。

在人体腰椎椎弓的上下关节突之间有个薄弱区，因为其最狭小所以叫峡部，在腰椎 X 光片的左右斜片上显影就像"狗"的脖子一样。由于先天发育不良或后天持续的受力，可以导致其发生不连或断裂，临床上叫腰椎峡部裂，只有在腰椎斜位片上才可以清晰显现，影像科医生习惯称"狗脖子戴项链"。

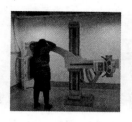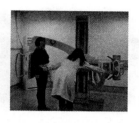

图65　站立位下拍摄腰椎X光片

◆ 椎体峡部裂的发生率极高，常见于中老年女性患者，年轻人出现多为发育不良或有外伤史。但在没有发生分离形成滑脱时仅拍腰椎正侧位容易造成漏诊（图66），给腰椎的正骨或牵引带来医疗隐患及风险。

◆ 为防止漏诊，下腰痛必须拍站立位下的腰椎 X 光片，而且必须包括腰椎双斜位片，这是中医整脊科的基本要求。

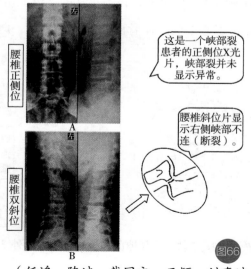

腰椎正侧位

这是一个峡部裂患者的正侧位X光片，峡部裂并未显示异常。

腰椎斜位片显示右侧峡部不连（断裂）。

腰椎双斜位

图66

（任鸿、陈斌、戴国文、王颖、刘存斌、任泠睿）

19. 为什么说骶髂关节错缝常常引起下腰痛？

答：骶髂关节错缝亦称骶髂关节半脱位，是指骶髂关节因外力而造成关节的微小移动，不能自行复位，而引起腰骶部疼痛。

骶髂关节是微动关节，由凹陷和隆起不平的关节面互相咬合而成，有强劲的韧带加强，一般不易错位（图67）。

青春期后的女性，骶髂关节的活动范围增加，到妊娠最后3个月尤为显著，分娩后3~5个月可完全恢复（图68）。由于女性在生理上的特点，故患骶髂关节疾病者较男性多。若妇女妊娠晚期和产后早期，在不正常的体位上扭转、牵拉、挫碰等，亦可引起本病。髂骨向上错缝者多见，向下错缝者少见。

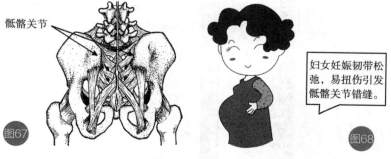

骶髂关节

妇女妊娠韧带松弛，易扭伤引发骶髂关节错缝。

图67

图68

当突然滑倒单侧臀部着地时，地面的反冲外力沿坐骨结节向上传导，上身重力向下冲击，二力集中在骶髂关节上，迫使髂骨向上向内错移（图69）；或使单下肢突然负重，剪力作用于骶髂关节；如打球、跳高、单足失足等，都可以使骶髂关节过度前后旋转，髂骨遭受向上向内的外力引起错缝。

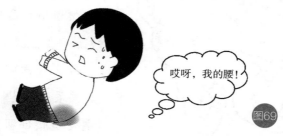

哎呀，我的腰！

图69

伤后轻微者，可自行复位；重者可导致有关韧带松弛或撕裂，使关节处于不稳状态，当负重时便有加重错位的可能。久之，由于局部长期重复损伤而充血机化，填满关节腔隙，造成复位困难和关节不稳，引起顽固性下腰痛，

所以说骶髂关节错缝常常引起下腰痛。

（陈斌、任鸿、戴国文、黄楚盛、

翁智勇、任泠睿、刘博因）

20. 为什么说下腰痛患者合并的骨盆旋转，大多数都是腰椎旋转造成的？

答：下腰痛患者骨盆旋转常见，即两侧髂骨不在一个面

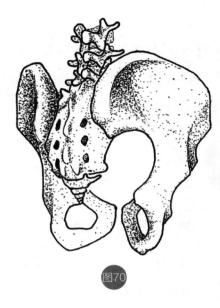

图70

上，一侧向前向下，一侧向后向上等表现（图70）。临床上除外伤等造成骶髂关节错位直接引起骨盆旋转外，腰椎侧弯旋转是引发骨盆旋转的主要原因。

为什么骨盆旋转与腰椎旋转关系密切呢？

主要是腰部肌肉（主要是腰大肌、腰方肌）牵拉的结果（图71、图72）。

所以说，下腰痛患者合并的骨盆旋转，大多都是腰椎旋转造成的。

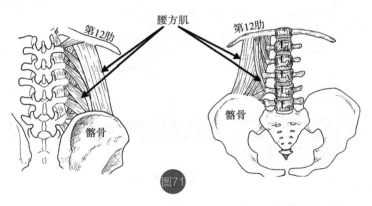

腰方肌

第12肋

第12肋

髂骨

髂骨

图71

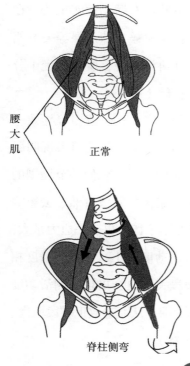

腰大肌

正常

脊柱侧弯

下腰痛患者，腰椎旋转与肌肉、骨盆的关系：

（1）由于腰大肌不对称发育，导致肌肉拉力不平衡，不对称力的作用下牵拉腰椎出现旋转侧弯。

（2）由于腰椎老化、椎间隙变窄，腰椎成角旋转移位，脊柱两侧的腰大肌、腰方肌受到牵拉。

（3）腰方肌和韧带牵拉一侧髂骨上升；另一方面，腰大肌紧张，刺激穿行其间的神经，致使股内收肌群痉挛，引起一侧髂骨外旋上移，然后造成骨盆旋转。

图72

（任鸿、戴国文、黄楚盛、陈斌、任晓霞、任泠睿）

21. 为什么髋、膝、踝关节问题可以引发下腰痛？

答：下肢的髋、膝、踝关节均是人体负重的大关节，正常人体在行走时都是骨盆（屁股的左右摆动）带动下腰及双

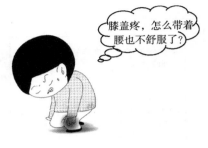

膝盖疼，怎么带着腰也不舒服了？

下肢左右摆动而实现的，在行走时髋、膝、踝等关节相互协调配合，所以行走十分稳健（图73）。

当外伤、劳损等导致一侧髋、膝、踝关节出现问题产生疼痛时，机体为了保护有问题的关节，就使关节周围的肌肉紧张，以减少关节的活动度。紧张的肌肉自然也会影响到同侧的骨盆，此时人体行走就会不平衡，出现一边力量大，一边力量小，肌肉紧的一侧骨盆活动度减小，对侧活动度相对增大，这时与骨盆相连的下腰段关节也会出现一侧活动度大，一侧活动度小。长期不对称活动，从而造成下腰段肌肉、关节劳损而产生疼痛（图74、图75）。

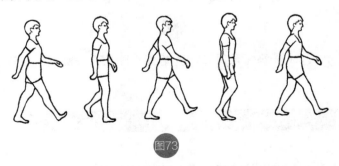

图73

所以，髋、膝、踝关节问题引发下腰痛的主要原因有：

（1）肌肉、韧带炎症可造成关节周围的力失衡，力向

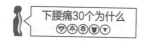

上传导通过肌肉起点影响骨盆及下腰椎的稳定，进而出现下腰痛。

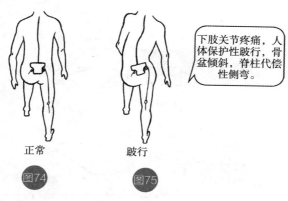

> 下肢关节疼痛，人体保护性跛行，骨盆倾斜，脊柱代偿性侧弯。

正常　　　　　跛行

图74　　　　　图75

（2）当关节出现形变、狭窄时可以导致下肢纵轴变短出现长短脚，这样人体行走时腰椎会随骨盆出现代偿性的倾斜侧弯，影响腰椎的稳定性，增加了腰骶部肌肉、韧带劳损引发下腰痛的概率。

（戴国文、任鸿、崔永杰、柳建强、王颖、任泠睿、刘博囡）

22. 为什么下腰痛患者需要选择睡适宜的床垫？

答：腰痛时腰骶部肌肉、韧带等处于炎性水肿状态，此时需要选择硬度适宜的床垫进行卧床休息。

当人体采用正确的睡姿，平卧在软硬度合适的床上时，着力点平衡分布在头枕部、背部、腰骶部及足部，让腰骶

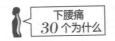
部肌肉、韧带、椎间盘处于自然放松状态，以缓解肌肉痉挛，减轻腰骶部关节、韧带受力，有利于水肿、炎症的吸收（图76）。

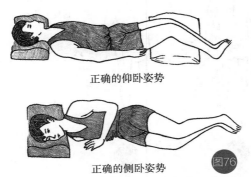

正确的仰卧姿势

正确的侧卧姿势 图76

如果睡在太软的床上，人体的重心就集中在骶部，此时骶部就会带着腰部往下沉，人体呈现出中央低，四角高的状态，胸背及下肢的部分重量也会往腰骶部移，使腰骶部产生向下的拉力，使腰部关节和腰骶关节、筋膜、韧带持续处于紧绷痉挛状态，肌肉、筋膜、关节等得不到放松和充分的血液供应，不利于炎症水肿的消除，甚至使症状明显加重（图77）。

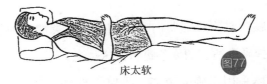

床太软 图77

所以，下腰痛患者需要选择睡软硬适宜的床垫（图78）。

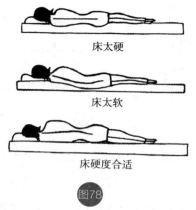

床太硬

床太软

床硬度合适

图78

（戴国文、任鸿、王颖、崔永杰、柳建强、任泠睿）

23. 为什么下腰痛要下病上治？

答：腰椎的运动是围绕中心线即重力线（重力线为第12胸椎椎体中心到第5腰椎椎体后1/3的垂直连线）为轴的运动。

如果将5个腰椎形成的腰曲想象成一个由五节可以部分旋转的链条组成的弓，重力线是弦，弦不可弯曲，但可以伸长或缩短，弓则是围绕着弦做左右两侧的旋转和侧弯等各种运动（图79）。

解除弓两端的弦，均可达到改善弓顶端张力、调节腰曲的目的。

因为腰椎是负重中心，由于有强大的韧带固定，下腰段第4、5腰椎活动范围比上3个腰椎要小，所以，当下腰段出现轻

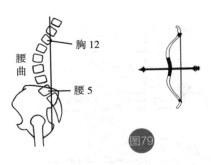

度倾斜旋转时，上腰段的旋转侧弯则更为显著；同时，为了维持脊柱重心的平衡，胸腰段椎体会出现反向旋转。就像小孩叠高积木一样，要想积木堆得高且稳，关键在于重心线不能偏离（图80）。

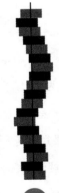

我们在治疗下腰痛时，可以依据弓弦效应，通过纠正上腰段和胸腰段椎体的旋转、侧弯来纠正腰椎的力学紊乱，这样改善腰曲，更为容易。

也就是说弓弦的下部出现问题，通过调整弓弦的上部来达到恢复平衡，从而达到治疗的目的，这就好比要想解决弓弦顶端的张力，则需解开两端弓弦附着点一样。这也就是下腰痛为什么要"下病上治"的原因。

所以解决腰曲紊乱治疗下腰痛，要有整体观，"下病上治"，"上病下治"，只有上下同治才能收到理想的疗效。

（戴国文、苏明霞、任鸿、翁智勇、柳建强、任泠睿）

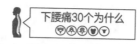
24. 为什么说恢复腰椎生理曲度是治疗脊柱劳伤引发下腰痛的关键?

答:腰椎的生理曲度是人体出生后脊柱适应直立行走,在肌肉的牵拉下形成的。

在腰曲形成的过程中,稳定的前宽后窄椎间隙,决定了椎管及椎间孔的宽度及神经的排布走向,腰椎前后肌群及神经、血管等也因适应腰椎向前的生理弯曲而形成相应的长度及张力(图81、图82)。

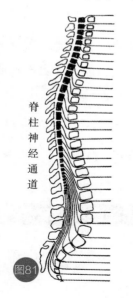

脊柱神经通道

图81

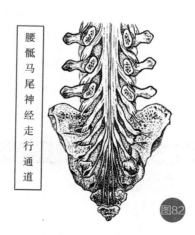

腰骶马尾神经走行通道

图82

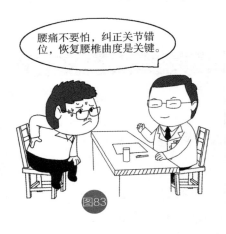

腰痛不要怕，纠正关节错位，恢复腰椎曲度是关键。

图83

椎曲一旦改变，椎管及椎间孔也随之改变。

当外伤、劳损、风寒湿邪等内外因素打破了腰部的力学平衡，导致腰椎结构位置关系改变，出现错位、旋转、侧弯等状态，导致椎曲的紊乱，影响椎间隙及椎间孔，也就改变了腰部椎间盘、小关节等组织与神经位置关系，影响神经的微循环，继发炎性水肿即可产生一系列下腰痛的症状。

只有矫正错位的椎间关节，恢复腰椎生理曲度，椎管及椎间孔自动增宽，受刺激、卡压的神经、血管等才会随腰曲的恢复而趋于正常，从而缓解下腰痛的症状（图83）。

所以，恢复腰椎生理曲度是治疗脊柱劳伤引发下腰痛的关键。

（戴国文、任鸿、黄楚盛、刘存斌、任晓霞、任泠睿）

25. 为什么中医整脊能够治疗下腰痛？与针灸按摩治疗有何不同？

答：首先，我们来了解一下中医整脊学。

● 中医整脊学是一门既古老又新兴的学科（图84）。

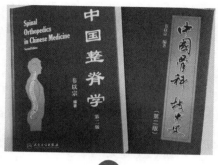

● 它是2000多年中医伤科临床实践和现代脊柱运动力学研究的创新性结合，具有完整的临床理论体系和疗效评价标准，具有我国完全自主知识产权。

● 以脊柱整体观及运动力学为基础，系统、动态地研究和治疗脊柱劳损病。

● 其理论体系为"一圆一说两论"，核心理论为"椎曲论"。

● 其治疗手段为"四大疗法""八项措施"。

● 学科创始人为首都国医名师、全国中医骨伤名师、中国整脊之父——韦以宗教授。

中医整脊是以恢复腰椎的生理曲度为治疗目的。"整"的含义既包含中医的整体观及脊柱力线的整体调整，又含有局部错位骨关节的"矫正""正骨"。

中医整脊三大治疗原则：理筋、调曲、练功（图85）。

● 理筋：采用中医正骨、针灸按摩、骨空针等传统中医手段，疏通经络，消炎镇痛（图86）。

● 调曲：采用牵引调曲，微创整脊骨以恢复腰椎曲度，改善脊柱力线。

韦以宗整脊箴言

整脊不治肌，
就是不懂医。
整脊不正椎，
问题一大堆。
整脊不调线，
症状反复见。
整脊不练功，
疗效会落空。

图85

● 练功：针对薄弱肌群进行的"练功"，筋骨并重，以保障和巩固临床疗效。

而脊柱劳损病引起下腰痛的根本原因都是腰椎力学紊乱（椎曲异常）引起的，所以中医整脊不仅能够治疗下腰痛，而且能通过有效的"调曲""练功"来保障疗效，预防复发。

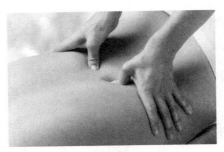

图86

中医整脊与针灸按摩的异同

	中医整脊	针灸按摩
理论基础	中医理论＋现代脊柱力学	中医理论
治疗原则	以椎曲分级为标准，进行"理筋、调曲、练功"	个体差异，确定病性、病因、病位，进行补虚泻实、清热温凉等

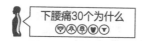
续表

	中医整脊	针灸按摩
治疗手段	四维牵引、针灸、按摩、药熏、针刀、骨空针、微创、正骨等	针灸、按摩
治疗重点	软组织的疏通与减压，骨错缝的矫正，脊柱力线的调整，薄弱肌群的锻炼	主要是软组织的疏通与减压
疗效标准	临床症状及椎曲恢复或改善	临床症状
远期疗效	远期疗效好，复发率低	易复发
临床指南	《中医整脊常见病诊疗指南》	无

（戴国文、任鸿、苏明霞、何世超、柳建强、任泠睿）

26. 为什么中老年人下腰痛慎做仰卧位骨盆牵引？

答：下腰痛患者均存在腰椎椎曲紊乱，按照《中国整脊学》腰椎椎曲分级标准一般分为7级，为方便患者朋友们理解我们将其大体可分为3类——椎曲正常（图87）、椎曲变小（图88）、椎曲增大（图89）。而下腰痛中老年患者多存在腰椎间盘脱水，椎间隙变窄，腰椎关节的老化增生，如腰椎管狭窄、腰椎不稳、腰椎滑脱等。其主要特点是腰椎曲度减小、变直甚至反弓。

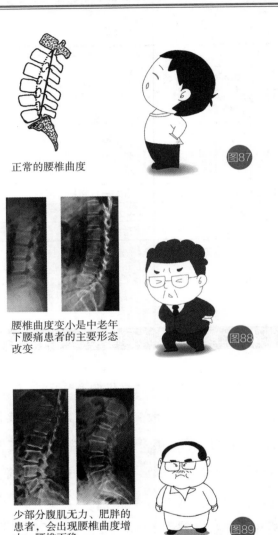

正常的腰椎曲度

腰椎曲度变小是中老年下腰痛患者的主要形态改变

少部分腹肌无力、肥胖的患者，会出现腰椎曲度增大，腰椎不稳

图87

图88

图89

仰卧位骨盆牵引时，牵引的拉力作用在腰骶部的下端，椎间隙拉开和后纵韧带的拉紧，有利于下腰段突出椎间盘的

回纳，但由于老年人椎间盘髓核已无水分及弹性，对椎间盘回纳并无帮助，反使腰椎曲度变直，对于腰椎曲度变小的会加重腰椎力的失衡，容易导致腰腿痛等症状加重（图90）。所以，临床上应该按照患者腰椎曲度的变化，进行"顺曲"牵引：即曲度减小的采用"俯卧位骨盆牵引"（图91）或"四维牵引"（图92），曲度增大的采用"仰卧骨盆牵引"或者"三维牵引"（图93）。

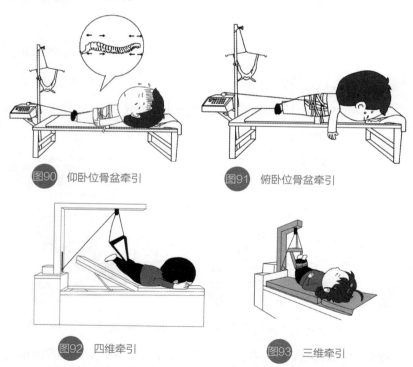

图90　仰卧位骨盆牵引

图91　俯卧位骨盆牵引

图92　四维牵引

图93　三维牵引

所以，老年下腰痛患者不适宜做仰卧位骨盆牵引，或者说慎做仰卧位骨盆牵引。

（任鸿、王颖、柳建强、赵轶群、

戴国文、任晓霞、任泠睿）

27. 为什么有的下腰痛患者锻炼后会加重？怎样锻炼更科学？

答：有的下腰痛患者锻炼后疼痛加重，往往是锻炼方法不正确引发的。

"脊柱"的稳定，是依赖脊柱的两侧肌肉来拉紧并保持动态的平衡，这就像帆船的桅杆一样：脊柱是桅杆，肌肉是绳索，当一侧肌肉力量下降时，脊柱就会发生倾斜（图 94、图 95）。

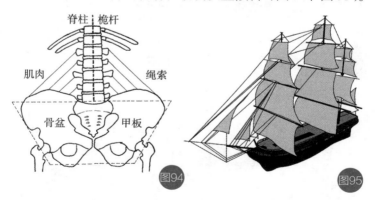

腰椎的前面以腹侧的腰大肌、腹直肌为主，后缘则以背部两侧的竖脊肌为主，前后两组肌群共同维系腰椎的稳定（图 96、图 97）。

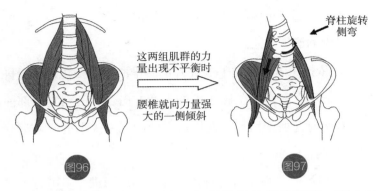

这两组肌群的力量出现不平衡时

腰椎就向力量强大的一侧倾斜

脊柱旋转侧弯

图96

图97

如果锻炼的方法不正确，加强的是较强的肌群，那么就会强者愈强，导致肌力失衡加大，临床症状加重。

➤ 木桶盛水的多少取决于其中短板的高度和强度，而不是长板的高度（图98）。

➤ 腰椎的稳定就像木桶一样，其稳定取决于脊柱前后肌群中薄弱肌群肌力下降的程度。

图98

➤ 锻炼目的是通过增强薄弱肌群的肌力，来补"短板"，从而达到维持脊柱周围肌力的平衡。

比如，临床上腹肌薄弱的患者，就会出现腰椎曲度增大，腰椎不稳，该患者问题是腹肌无力，背肌相对较强，如果再行"燕飞""五点支撑"等锻炼背肌就会使腰痛症状加重，这是临床较为常见的错误锻炼。

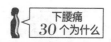
所以，选择正确的锻炼方式很重要！

科学的锻炼方法是：

◆ 依据患者站立位下 X 光片的腰椎曲度的变化，在专科医生指导下，科学评估腰椎力的失衡方向，从而判定腰部前后左右相对薄弱的肌群，选用适宜的锻炼方式来进行科学有序的锻炼。

◆ 锻炼时要根据自身身体状况，循序渐进，不可急于求成，锻炼过度，否则会加重劳损，继发炎症，使临床症状加重；也不可敷衍了事，否则达不到锻炼的目的。

◆ 尽量把每个锻炼动作做到位，体弱者可一天分 2~3 次完成，每次几个动作，5~10 分钟不等，锻炼后以不感到劳累为度，并持之以恒。

当腰椎曲度增大时，以锻炼腹肌为主，如抬腿收腹式、不倒翁式、站桩等（图 99~图 101）。

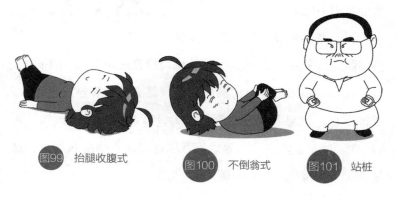

图99　抬腿收腹式　　图100　不倒翁式　　图101　站桩

当腰曲减小时，以锻炼背肌为主，如燕飞式、五点支撑式、三点支撑式、弓步扩胸式等（图102~图104）。

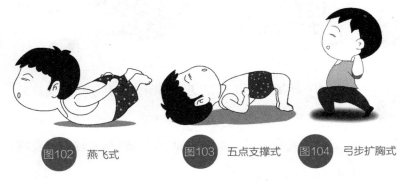

图102 燕飞式　　图103 五点支撑式　　图104 弓步扩胸式

这样才能更有针对性，更符合自身情况，才能更有效、更科学，并有利于巩固疗效，减少复发，达到锻炼的目的。

（任鸿、戴国文、苏明霞、何世超、柳建强、任晓霞）

28. 为什么佩戴强筋弹力腰围能够缓解下腰痛？

答：腰部出现疼痛，专科医生往往嘱咐患者佩戴腰围，戴腰围对缓解下腰痛有什么好处呢？

普通腰围通常由帆布或皮革做成，内置有纵向的竹板或钢板（图105）。

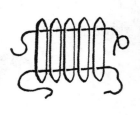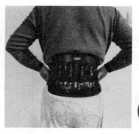

图105

◆ 制动：腰围限制了腰椎活动范围，有利于腰部炎症的吸收。

◆ 支撑：佩戴腰围后，上身的重量通过钢（竹）板直接传到骨盆，减轻了腰椎负重。

◆ 保暖：腰围对腰部具有保暖作用，使其免受寒凉。

◆ 不利因素：佩戴这种腰围时间久了会出现腰部无力、生理曲度变直的问题。

◆ 预防措施：要求卧床时不能佩戴，而且应配合腰椎功能锻炼以防腰部肌肉萎缩、肌力下降。

强筋弹力腰围区别于一般钢（竹）板腰围，是用强力弹簧取代了钢（竹）板。

◆ 这样在人体胸廓和骨盆之间，建立一个弹力性的链接，既具有普通腰围的功效，又能保障腰肌一定的张力，不会导致腰肌无力（图106）。

◆ 同时可以采用弹簧压垫调整腰椎的曲度，以保障腰椎的生理曲度。

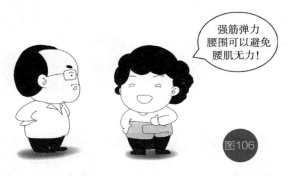

强筋弹力
腰围可以避免
腰肌无力!

图106

　　因此，在治疗下腰痛疾病时，合理佩戴强筋弹力腰围可有效缓解临床症状，更有利于下腰痛的恢复。

　　　　　　（柳建强、任鸿、何世超、王颖、戴国文、刘博囡）

29. 为什么说采用垫脚垫治疗下腰痛是一个伪命题？

　　答：临床上的下腰痛患者常常合并有一条腿长一条腿短的现象，于是社会上就有了一种通过在短腿侧加垫脚垫来补齐长短腿，从而治疗腰腿痛，甚至纠正脊柱侧弯的方法。

　　出现长短腿有两种情况：

　　◆ 由于外伤、手术、骨关节病变等造成患肢长度值的变化，造成两侧下肢绝对长度不等长。

　　◆ 两下肢长度值本来是相等的，但由于腰椎、骨盆旋转肌肉牵拉等造成下肢表现得不等长。

　　对于第一种情况，如果短腿明显（大于4cm），可通过垫

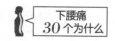

矫形脚垫来补齐短腿，防止行走时骨盆过度代偿倾斜而出现肌肉疲劳性腰痛，更有利于美观（图107）。

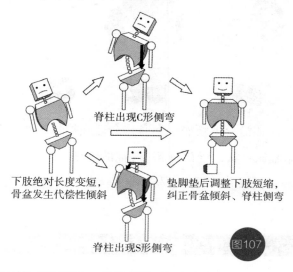

脊柱出现C形侧弯

下肢绝对长度变短，骨盆发生代偿性倾斜

垫脚垫后调整下肢短缩，纠正骨盆倾斜、脊柱侧弯

脊柱出现S形侧弯

图107

对于第二种情况，常见的有以下两种：

（1）腰椎结构性侧弯引发的长短脚。由于腰椎骨关节结构出现问题，如椎体形变、畸形、脊柱关节的旋转位移等造成腰椎旋转侧弯，如果不能纠正腰椎旋转及成角移位，在短腿侧加垫脚垫不仅不能改善侧弯反而会加重侧弯程度（图108）。

（2）腰椎代偿性侧弯引发的长短脚。姿势不当（大多数）或腰部软组织炎症时，人体出现躲避代偿造成代偿性侧弯，这种侧弯通过患者卧床休息及局部肌肉热敷等理疗方法，放

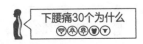
松腰背及骨盆的相应肌肉，长短腿表现即可消失，不用垫脚垫（图109）。

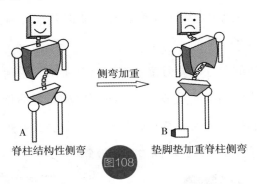

脊柱结构性侧弯	垫脚垫加重脊柱侧弯

侧弯加重

图108

　　而社会上采取垫脚垫治疗的大多数患者属于第二种。所以说，采用垫脚垫治疗下腰痛是一个伪命题，具有局限性，需要在专业医生指导下使用。

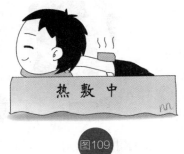

热敷中

图109

（任鸿、王颖、何世超、柳建强、戴国文、任晓霞、刘博图）

30. 为什么下腰痛患者在治疗中和治疗后都需要坚持正确的练功？

　　答：问答27讲了脊柱的稳定状态取决于脊柱前后左

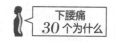

右肌群肌力下降的程度。练功的主要目的是通过主动锻炼来加强相关薄弱肌肉的力量，来补充其束缚力量不足的短板，以恢复脊柱周围肌力的平衡，维护脊柱及骨关节的稳定（图110）。

下腰痛的治疗既要舒筋通络、滑利关节、松解软组织粘连、矫正错位的椎间关节，又要恢复腰椎生理曲度，调整脊柱前后肌群的平衡。而练功强脊则针对薄弱肌群进行有目的的锻炼，可有效维持并巩固治疗疗效。

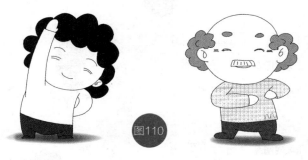

图110

治疗中练功，让以医生为主导的单一治疗，转化为医患互动的康复治疗（图111、图112）。

这样既增加了医患的有效沟通，又提高了患者主动参与治疗的积极性，让治疗效果更明显。

治疗后的练功则是维持及巩固疗效的保障。

所以，下腰痛患者在治疗中和治疗后均要坚持正确练功。

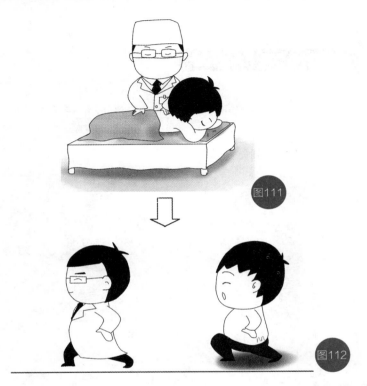

图111

图112

（任鸿、戴国文、苏明霞、王颖、崔永杰、刘博囡）

附录 健脊强身十八式图示

载自《健脊强身十八式挂图》(人民卫生出版社)
文字叙述参考《中国整脊学》

(一)颈椎劳损练功法

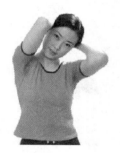

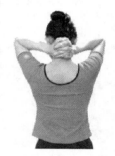

第一式 抱头侧颈式   第二式 虎项擒拿式

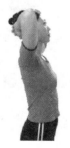

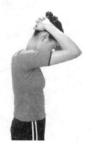

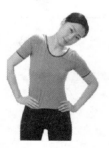

第三式 抱头
屈伸式(1)

第三式 抱头
屈伸式(2)

第四式 侧颈双肩
松胛式(1)

（二）胸椎劳损练功法

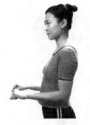 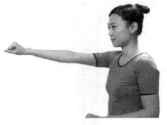

第五式 左右开弓式（1）　　　第五式 左右开弓式（2）

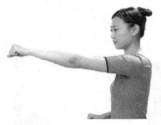 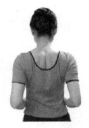

第五式 左右开弓式（3）　　　第六式 双胛合拢式

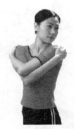 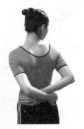 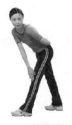 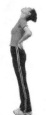

第七式 抱肩　　第八式 抱背　　第九式 摸膝　　第十式 挺胸
　转胸式　　　　转胸式　　　　转胸式　　　　后伸式

（三）腰椎劳损练功法

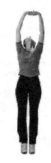 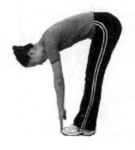

第十一式 顶天立地式　　　第十二式 点头哈腰式

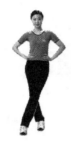 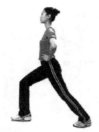 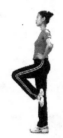

第十三式 剪步转盆式　　第十四式 前弓后箭式　　第十五式 金鸡独立式

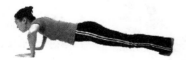 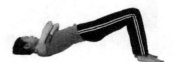

第十六式 过伸腰肢式（1）　　　第十六式 过伸腰肢式（2）

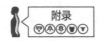
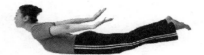

第十六式 过伸腰肢式（3）

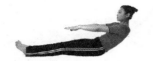

第十七式 床上起坐式（1）

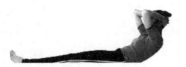

第十七式 床上起坐式（2）

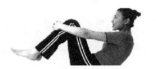

第十七式 床上起坐式（3）

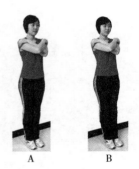

A　　　　B

第十八式 拍墙松筋式（1）

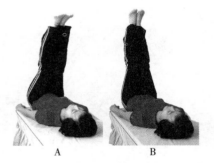

A　　　　B

第十八式 拍墙松筋式（2）